整体覚書　道《どう》程《てい》

川崎智子

はじめに

誰かのことを想う、そこに気の発展がある。人は他者の鏡の中に、未知の自分を発見する。

プロセスとは始まりつつある状態のことであり、永遠に受け継がれていく灯火でもある。火種は、いつでも燃え上がる用意がある。

過去の記憶の中にも火種は眠っており、それは生命の叫びである。ここでお伝えするのは、呼ばれた出来事に応えることが、ただ事実として発展していくということだ。道具となった生き方は、誰かと共に旅へ出る。

僅《わず》かなりとも、進みゆこう。

二〇二一年　十二月　冬至のあとに

もくじ

日常と平凡

空っぽの体であろうとすれば、様々な実《じつ》の気と出会うだろう。置き捨てられ錆びた自転車の前カゴに、空缶すてる者あり。ベンチに横たわって寛ぐ者に、水をかける者あり。とにかくぼんやりポカンとしている体には、好奇心や中傷、退屈、不足不満、無知無茶、嫉妬、羨望、そんな実の気が、暇や隙を狙ってプカプカと音を鳴らし、やってくるだろう。

その一つ一つを、さばき、すて、かたづけ、たたみ、ならべ、黙々とにっこり相手に手渡してゆこう。素《す》のままであれば、そして整体であるための基礎が充実していれば、進歩していくだろう。

もしわからなくなれば、わからないままを日常としよう。全くわからなくても、そこに角度が生まれ、またその角度から見え、聴こえ、観ずるわからなさを細分、実感できるだろう。日常は何で出来上がっているのか？　これまたわからない。分けて観れば、その先、平凡に行き着く。

では、平凡までの未知のりを観ていこう。

不明の明

未知なものに出会ったとき、始まりは恐れである。恐れおののくことで、その場から距離をとり、身の安全を優先する。それは、生命が自然とそう働くことであるから、その運動にまかせておけばよい。

未知なものを観察するには、感覚を集中させることが必要だ。「動いている」ものを観察するには、視覚、聴覚、触覚が同時に機能し、さらに動作へ即時的に自分が反応しているか、自覚できているのかを確かめる。これは、対象に向かってどの方向で立つのか、という効果と関係する。

知は、なくしていると、どこかへ行ってしまう。知は好奇心の働きだ。ゆえに男性に働きやすい。ゆえに女性は無知に落ちやすい。女性の体は知など使わずとも、勘によって生命が動いている。知などなくても、のびのびとあって物事に適応していく。

男性の好奇心と知の関係は、一つ、不足なのだ。一つ女より、足りないのだ。この不足分が知を動かす。よって無知は女に起きやすいが、未知は男にも女にも起きる。知らないことを知りたい、という欲求により知を刺激し、目前にある未知の働きへ一歩すすみ出て、ふれようとする。

ふれることは、ふれてしまうこと

未知の対象へのふれ方、それは対象の話を聴くことである。どのようなものであれ、聴く状態、に身を置く。その上で、一手、一手ふれていく。一言一言、ふれていく。ここで観察を学んでいれば、どのような角度でふれればよいのか、自然にわかってくる。ふれることをおこなうには、観察すること、が先にある。

観察する、とはどのようなことだろうか？　整体は動いている状態の中から、対象の気になるところ、はじめは気づくことから見つける。動いている中には実と虚、気になるところが二つある。しかしこれも現在の自分の状態によって感じ方が変わる。観察するとは、同時に観察の行為運動が、自発的に集中を起こす働きでもある。集中運動は、無意識に本人がそうある状態のことであり、意志を持っておこなうことではない。単純化して伝えると、夢中になること。夢中は集中である。これは体運動が各個人で違っていても成立する。整体の夢中は客観的にみて、表面上は集中とは映らないが、夢中になっている状態で観察していけば、わかってくるだろう。

遊びを思い出してほしい。遊んでいるうちに、愉しくなってくるのである。そうして動いたところから次の運動観察をしていけば、新しいことが生まれ、その先がまた愉しくなり、満足が起きる。夢中であることは愉しいのだ。

未知なものが発した要求が観察者の聴く姿勢と一致したとき、ふれたことになり、ふれられたことになる。生き物の働きは常に、相互に作用している。人間は、人間のみの働きで生きているのではない。生きているという運動の中に、人間の動きがあり、人間への働きも、他の生き物への働きも、同時に起きている。構築した表現で言い表すと、啐啄同時《そったくどうじ》だ。

関係性については『道順』でもふれているが、関係が起きてくることも、この生き物の働きによる特徴といえる。整体の思想の根元には、万物斉同《ばんぶつせいどう》がおこなわれているのか否か、という実体がある。その言葉を使わなくとも、その土壌に生まれ、適応し、求められる思想というものがある。その思想が通用する地域、環境、定着するまでの時間の蓄積はあるが、今日、おこなっているふれ方に、その関係性が生じているのは確かである。

整体への希求には、一つ、であることへの回帰がある。それは、全生命の一体感で、可能性を進歩させる力があるという、願いに近い感覚である。一つ、であることとは一体、どんなことだろうか？

一つ、でものを観る。全部の動きを観る。全体の動きの中に集約したものが見出され特徴を持つ。花を観る。花に近づく。花のどの部分を観ているのか？　対象が静止していなくても、その観察に馴染み、日々おこなっていけば、特性を観る感覚ができてくる。「感覚で覚えよ」とは、経験ではなく、できあがっていく集約の運動の変化に気づくことである。クモが糸を張るのも、ライオンが獲物を捕らえるのも、集約した運動ありきで体が精緻に機能している。それゆえ美しく、働くのである。

しかし、一つ、の志向の広がりはもう少し多面的だ。この一つ、をふれ方として現す形が、点、である。一つ一つを見つめること、そのふれた応えによって、点はできあがっており、経験知ではないのだ。

一つと、点の発見

息ひとつ。たった一つの息の動きが、点となって感じられる。このとき、触覚を使い、ただ待つこと。

どのように点を発見するか、私の感覚からお伝えしよう。触覚は視覚が働くと、感覚が分散してしまう。そのため視覚を休め、目を閉じておこなう。次は手を使い、働きかけをおこなう。生きている対象にゆっくり手を近づけてゆくと、ふれる手前で手が止まる。止まったところで待っていると、体の内側で自分以外の呼吸を体感し始める。その呼吸を意識すると、ある方向に向かう、速度を持った動きが現れ始める。点滅する光が連鎖しては四方へ動き、こちらが呼吸するたび、点滅はうつっていく。真っ暗な世界に流星が走り抜けるような速度。その動きは不規則で、蛇行、あるいは迷路を走るネズミの動きのようにも感じる。それを、手の意識で追いかけていく。すると、自分では追いかけているつもりが、その光に誘導されていることに気づく。あとは、それにまかせていれば、点へとたどり着く。

言葉での説明は無力である。言葉の限界を理解した上で、例えなしで伝えるには、図で表すことも必要である。しかし、視覚への置き換えを意識でおこなえば、イメージと捉えられてしまうかもしれない。イメージや幻覚ではない感覚の変換機能があるのだ。神経運動に敏感な体を持つ人間にとっては、スムーズにおこなえる能力である。神秘的なビジョンといわれるものは、感覚の変換に素直な人間によっておこなわれてきた、現実を認識する技術であり、一般の感覚からは認識が難しい。誤解を恐れず伝えたいのは、イメージや幻覚でもなく、健康な体で体感できる、感覚器の変換作用であるということだ。ふれることから得られる、生命間の相互作用。そして、学習機能でもある。一杯のラーメンの味の記憶で涙を流したり、通りすがりの女性の服の色に鮮やかな記憶が蘇るのも、感覚の精度のおかげなのである。

詩人たちは感覚を言語化してきた。彼らの詩のリズムは感覚運動を刺激し、感情運動まで刺激できる。点を見つけていく行為もまた、運動を刺激し、活性化させることができる。点があらかじめ存在するのではなく、感覚によって、点が現れてくるのだ。そのため、点は存在しないが、存在する、といえることになる。

昨日・今日・明日にたずねる

手ぶらで歩くことは、虚と共に歩くことである。虚を持って、ただ風を聴く。風は、自分の行く先を知っている。

手を置いて、体の内側から風を感じる。それはどこから、吹いているのか。時とは、立ち止まり、風の方向をたずねる行為だ。時間とは、その答えを待つ間《ま》のことである。生きている人間には、昨日・今日・明日、この時が常に動いている。生きている人間として、生きている人間に働きかけをおこなう行為、道程では、一心にこれをおこなう。独りの人は、必ず、生きている人に出会う。

ここからは、生きている人に働きかけをおこなう方法を説く。

呼吸の外、調律の行方

独りが整っていれば、呼吸法はいらない。指導法には、相手の呼吸の観察は重要だが、相手を導くのは呼吸ではない。それに気づいたのは、ほんの二年前である。それまでの方法が通用しなくなることに慣れ始めたのだ。

では、点を調律点として、どのように気を通していけばよいのだろうか。まず調律とは何か。調律はどうして必要か。

骨盤開閉運動の集約、それが体力発揮の場であるとするなら、背骨の中に生き続けている、神経たちの叫び声を聞くためである。小鳥が鳴いている。鳴いているのだろうか？　人間にはそう聴こえている。しかし、誰かに対して小鳥は、応えているのかもしれない。誰の声に？　全ての生き物の問いにである。人間も同じく、神経のままだと声は出ない。手を通して、その叫びを一つ一つ、感覚から、感情、思考、それぞれに調律してゆくのである。そのために調律点は現れる。骨盤を根元として、背骨を意志として、全身に波及し、調律点は在る。

調律点に気づいたら、骨盤、背骨と対話が可能だ。生きている人間のそばに立つ。すると、調律の点滅は、濃淡や速度、リズムを発する。その音から音の流れに気づけば、「側《そく》」を発見したことになる。「側」とは、そばにいること。そばにいて、生きている人間の沈黙の声を常に傾聴する姿勢。これが、「側」に変化をもたらす。

近視的思考へのアプローチ

メガネを掛けていること自体が、支えありきの体で生きているといえる。目が「悪くなる」とはどういうことか。視力検査では、目の理解力は測れない。近視的思考とは、識字認識で物事を理解し、思考することである。レンズに映らない世界への関心が希薄なのだ。思考方法は、骨盤運動の特徴により、ひとりひとり異なる。近視的思考は実行力を持たない。そのため、他者への信頼が厚く、形式に弱い。

これと全く反対側にあるのが、直観的智慧である。整体では、骨盤反射から目を使う。動いて生きているもの以外、見えていることにならない。蛙、猫、フクロウなどの働きに近い目の使い方、認識の使い方をする。動体視力から、智慧が生まれることを想像できるだろうか。近視的思考から論理が生まれたように。

流動的な運動を、ただただ観察し続けること。雲を、空を、川を、海を、風を、車の動きを、人の動きを、生命の働きを。そこに面白さや興味、関心がある身体をしているだろうか。

生きている人間になること。これが道程だ。生きている人間であること、に気づくこと。これが道理への道だ。

人でなしの心

人間になること、それが心を一心に使える条件だ。となると、夢中でいられる時間が成長には欠かせないことがわかる。しかし、実際は思春期までの間、環境に制限され、阻害を起こし、その夢中を壊されてしまうこともある。人間になるために生まれたとしても、環境が人でなしを創り出す場合もあるだろう。その反応が、調和を持った生命に不調和を波及させていく。

首が座り始める乳児（生後三か月ごろ）に、ゆっくり、声をかけると、じっとしてただ声を聞く動作だけで応えてくれる。人間になろうとしているのである。丁寧な言葉で機嫌をたずねると、きちんと反応が返ってくる。一方、不調和を与えると、自然に反応しなくなる。例を出そう。子どもを抱えると、重い。このとき抱える側が「重い荷物だ」と子どもを認識すると、それが素直に伝わり、抱える側に合わせて、人でなくなっていくのだ。こうして、不調和を起こす意識のズレは、子どもの成長環境を変えていく。

一心に集中して話を聴いていくと、相手の言葉から容易に道程を感じ取れる。どのように育てられ、不調和を乗り越えて生きてきたのか。人間の歴史といってもいい、その過程を間違いとして聴き取っていく。ペットのように育てられていることもあるし、家畜のように育てられていることもある。人間の人間におこなってきた歴史である。

自分がペットだと気づく。すると人間であることを創《はじ》める。自分が家畜だと気づく。すると人間であることを希望する。

基礎と応用

指導者の体創りは、基礎がほとんどである。基礎のはじめは、迷うこと。迷っても最後は、自己決定で行動を完了させることである。次に必要なことは、結果の認知だ。おこなった結果をそのままにせず、即時的に体の記憶の確認を取る。その繰り返しをひたすらおこなっていく。

整体操法《そうほう》をおこなえる体になるまでは、正座がまとまらないものだ。操法をおこなおうとする姿勢が、そのまま結果となるので、おこない手がおこなう意識から離れ、自然におこなわなければ、整体操法として、全く成立しない。操法をおこなえる正座は独自の座り方にある。自分の正座を発見するまで、たくさんの間違いを経験し、少しずつ、形成が進んでいく。そのさまは、ギターのオープンチューニングやクロッキーによる動作観察の省略と簡素化の方法に近い。

ここで、調律点という言葉の意味を初めて理解できるのだ。そこ、を見つけられても、そこを押さえる動作が間に合わなければ、何も起きない。点は常に呼吸しているので、まさに、見る前に飛ぶ以外にない。ありがたいのは、基礎は繰り返しを一定量おこなうと、きちんと体の中で目盛りを完成させてくれる点だ。私は私の正座で座り、気を通して話せるようになるまで、五年ほど基礎を続けた。一人の人の話を十時間、正座して素直に聞く体力ができるようになり、最もよかったのは、慌てることがなくなったことだ。慌てる、をすっかり忘れてしまった。

基礎に馴染むと、それを素《もと》に、様々な課題と向き合うことになる。どうしても、間に合いたい、創意工夫についていきたい要求が起こる。欲求ではない。要求が起こる。これが、応用の運動の始まりである。教育機関で学んだ、基礎と応用の概念と、事実体得していく基礎と応用の認識は全く異なることが、四十歳にしてわかった。感動したものである。両者は常に入れ替わり、交互にアドバイスを体に送ってくれる。基礎と応用は並列的で、平等である。

正座から基礎と応用の仕組みを体得して、整体操法を学ぶことが一段と面白くなった。しかし同時に、体から送られてくる莫大な情報量と、気の遠くなるような時間の引き受け方に、その後また迷子になることは、このときまだ無自覚であった。

複数の観察と、とっかかりの藁を摑む

訴えを悩みとして聴くのか、鳥の鳴き声だと聴くのか、自分の一部の感覚として聴くのか。様々な試行錯誤は、失敗を含めた全てが、方法の種となる。教師に教わることで自発的な可能性は制約され、バグ、として課題となる。しかし、体感からの失敗は、弾力ある次の動きへと進むための指針だ。自分の体の一部しか使っていない自覚。相談者

の多くが求めようとする応えと正解。それは、体感で学ぶ運動を止めてしまったところから学び始めればいいだけなのだ。

日本語は仏教用語で埋め尽くされている。方言にはまだ、それ以外の言語も残ってはいるが、これから、そんな言語はますます、消えていくかもしれない。

ないことからものを観る。それを理解した次は、あることからものを観ること、を理解する。ただいま生きている人間の言語は、骨盤から始まっている。現実にある言葉から、常に意志を発しているのだから、様々な言語の違いを「聞き分け」ることだ。

おこない手と受け手の境界線

生産者と消費者、パフォーマーとオーディエンス、雇用者と労働者。常に分立から運動が起きているものには、共有と共感は起きにくい。整体操法の藝術性とは、おこない手が無心な状態になると、受け手の力が引き出され、運動の同時連鎖が起きることだ。この働きが境界線をなくしていく。

子どもの頃の遊びに、タイミングよく同じ言葉を発したり、同じものを見つけた瞬間、「ハッピーアイスクリーム！」と気づいた側が叫び、叫ばれた側は、叫んだ本人にアイスを奢るというものがあった。同時に気づく、その面白さを使った共感ゲームである。シンクロニシティはリズムの連鎖であって、不思議な出来事ではなく、波のようなものなのだ。

この、先に気づく、これがおこない手である。渡り鳥の先頭のような役割ではないか、と私は感じている。成長期の連動のような、生物同士の呼応のような働きなのではないか。

独り、せっせと整体操法を続けていたある日、学びたいという人間が現れた。受け手から、意志でもって、おこない手に方法を求めてきたのである。おこなった側から、受け手側に何が手渡せるのだろうか。ここから、この境界線についての失敗が五年間続くこととなった。

容易には手渡せない

「説明」とは、無理解からの結果報告である。もし、納得のある理解が前提に存在すれば、説明は起きない。説明書は無理解、無知を予測した過去のものだ。

おこない手として過ごしていたところから、受け手へ伝える方法の模索は、教えることは一体なにか、を私に突きつけた。感覚を伝えられたとしても、それを説明することはできない。なぜなら、「ハッピーアイスクリーム！」は常に気づいている状態の共有で成り立つことであって、説明しようとする行為は常に、過去となり、整体操法として成立しない。レコードを再生したところで、溝が深くなるだけで、新しい音が生まれるわけではないのだ。コピーを繰り返しても原本になれるわけではない。

ここで、初めて自分がどのように学んでいるのか、を考えるようになった。説明ではなく、教えるにはどのように身につけたかをその都度、記憶から呼び起こしていく。しかし、呼び起こした残り火で手渡そうとすると、受け手は全く不用意であることがわかった。

そうなのだ。学ぶには「用意」がいるのであった。学ぶ、に向く体があるのだ。

成熟を納得する

不用意である体は、未成熟からきている。未成年へ教える行為には、用意が必要だ。

昔、蜘蛛が巣を張る行程に、環境が大きく関係する映像を観た。捕獲に糸をもちいる蜘蛛は、失敗の繰り返しにより、的確に精度を上げて獲物を捕獲できる成熟を得る。

つまり、みずからの力のみ出し切るほどの失敗は、必ず成熟に向かっているのだ。失敗し切るときが、やってくる。

子育て中の母親たちの躾を観察すると、無意識におこなっている子どもたちへの促しが、失敗を誘っている。ときには安楽を与え、また機会を奪っては、失敗の強度を確認しているように思えた。生命は親の可能性を超えるようにできている。

そうだとするならば、教えるとは何か。五年間、教えることの難しさをたくさんの失敗から学び、最後には整体活動をやめようと決めてしまった。無理だ。体が無理なのだ。無知に無自覚な体に、学びは通用しない。

感覚で働くこと

無理を経験して、近しい感覚で働く人々の伝え方を観察してみた。職人であれば、道具が残っている。道具の使い方について、実感して伝えることができる。料理人、大工、画家、音楽家。みな器が物理的に存在している。道具化の結果としての道具を代々引き継いでいるのだ。感覚の働きを同時に伝えることとは、結局、禅のような姿勢や呼吸法に落ち着く。それであっても、体を鈍くする修行法などでは、伝わるかどうかは不明だ。

そこで、始まりに戻ってみた。面白い、愉しい、と感じてしまう好奇心である。好奇心は、肉食動物に旺盛に存在する。探究心や冒険心なども肉食と関係する。教えるのを諦めた私は、面白さとは何か、に関心が移っていった。人を笑わせたり、感情的に動かして働く人たちの学び方も参考となった。感情は生理作用であるので、そこを他動的に刺激することは、容易なことではない。しかし、その才を持つ人々に共通するのは、頼る道具が体一つから始まっている点で整体活動と同感している。そして、みな貧しさから始まっている。

貧することを笑う。結局、滑稽（ユーモア）が、私にとっての整体の伝え方である、ということに至った。失敗、失望の後《のち》の結果だ。教える要望を受け取ってから五年、独りで始めてから十二年が経っていた。唯一の救いは、絶望が存在しなかったことだ。

一本道を発見する

至道無難《しどうぶなん》、というあこがれを追いかける人は、道の幅を気にして、なかなか待てない。鯉が龍に変化するその滝を眺めるのも、未成熟な人にとっては、生まれ変わりを信じるしかない。失敗や恥ずかしさから、見上げる青空は果てしなく広いけれど、そこにもう一つ、おおきなおおきな入道雲が山よりも高く、現れて大声で呼んでいた。その声のもとに飛び込みたい、溶け込みたい自分がいる。雲の気流に永久流転、地球と宇宙の隙間をめぐりたい。兄弟もなく、ほぼ家族離散な状態であった十五の頃の私は、どこかへ自分を放り投げてしまいたい、と、そんな激しい憎しみのような哀れみを自分に感じていた。道というのは、瀕する者にとっては、虚構である。しかし、その虚構を目前に見つけてしまったら、蜘蛛の糸のようにそれが細くとも、しっかりと手繰り寄せ、己の重みのみで引張り上げ、進む以外に、ない。

今から五年前、気の稽古会を始めた。それは、面白さと探究心がここまで自分を連れてきたことに気がついたからである。手本は、入道雲である。

修行から離れる

面白さと探究心を起こさせたものは何か。自分の弱さの自覚から、丈夫になりたい、自立したいという願いは確かにモチベーションとなる。しかし、それを目的とすると、道を進むとき「修行」にぶつかる。

感覚の精度を維持する、つまり継続する力には、修行は無用だ。もし修行自体に関心があるのなら、気の稽古には向かない。なぜなら訓練、練習は創造性をなくし、擦り切れて感覚を鈍くするだけだから。

また、修行に価値を見出した人間は、依存を起こしやすい。自分の働きを自分で終わらせる機会を失いやすい。実は危険なことだ。やめたいのに、やめられない。そこに、道はない。

思議、あらず

教えることを諦めたところから、不思議なことに、面白いから通う人が出てきた。愉しそうだから、面白そうだから、わからないけれども通っている。

幼い頃を思い出す。独り、絵を描いていると、必ず声をかけてくる人がある。そっとしておいてほしくとも、必ず応えねばならない。そんなときは相手の望みを先に聴く。その場で絵にして、手渡す。そうすると相手は満足して離れてくれたのだ。

気の集中は人を集める。相手の気を紙に移し替え、手渡してきた。またそれをおこなえばよいのだ。本当に、簡単なことだった。あらためて、伝えたい。気を学ぶには、教えることも教わることも存在しないのだと。

観察の指し示すもの

相手の気を、丁寧に聴くことで、特徴を摑《つか》みながら、同時に反応によって返す。全ての生き物からの呼びかけだ、と私は感じている。

呼びかけは、地球が生きている限り続いている。膨大な量の呼びかけの中で、互いの気が反応して作用が生まれている。月を観るとき、月からも観られている。月の気を浴び続けているので、月に応える自分がいる。誰か、が呼んでいると感じられたら、その時点で気の体はいきいきと発動し始めている。誰か、に呼ばれたから、今の私がある、その安心感で生きているのが、生き物なのだ。生き物は物理的なこと以前において、独りきり、は存在しない。少なくとも、気の体感覚においては、そんな状態なのである。

寂しさに取り憑かれて

寂しさと悲しさは、別の場所で起きている運動である。寂しさを感じる体は、自分以外の存在を求める体を持てたということだが、そのことに自覚がないと欲で埋めようとする。欲求不満が解消されることのない理由である。本来、寂しいのが人間の性質だ。

その虚の空間をもう少し、大人として喜んでみたい。生きたい、は欲ではなく、要求である。生きて、機嫌よく存在していたいだけである。

悲しむことなど、何もない。心を責めても、心は応えてはくれない。心ははてしなく、大きな空間だ。独りの感情で動かそうにも動かせるものではない。心が生まれるには、人間になること。それ以外にない。

人の形をして、生き物として生まれてきても、人間になれるかわからない。思いやりほど、人間の特徴を示す現象はないのではないか。想像力で現実を変えていく力に思いやりは動く。自己以外の全ての働きかけに、全力で応えようとする力。そこに思いやりは集まってくる。

未熟、無知を隠さない

面白そう、愉しそう、好奇心で気に集まる人と出会ってから、私の稽古は変わった。みな未熟で、みな無知を隠さない人々である。こんなに楽なことはない。

私自身、元来、正直な人と話すことが、体を楽にしていた。なぜなら、正直な人は感情が幼いからである。他者の感情に関心が至らないため感情運動がもともと小さく、表出もしにくい。そして小さい運動を補うように、言語通りに行動しようとする。観ていて、そのままなのだ。気の通りもまっすぐそのまま。そんな人に悩みを打ち明けられたとき、考え込んでしまった。「どうして、自分はいつまでたっても、幼く見られるのだろう？」

幼年化、という生き延び方がある。それは成長を止めることによって、生き延びようと生命がおこなった結果なのだが、他の生物においては事実として認識できても、こと自分の成長過程で気づくことは、なかなか受け入れられないものである。

子どもは未成熟というだけで、無知な大人に侮られて育つ。成長、成熟ある人として、人間として育てられた人に、今まで私は出会ったことがあまりない。私自身が未熟で無知であるので、そのためかもしれない。それでも、人間を人間たらしめる思いやりを、あこがれでなく実現した人々に励まされ、ここまできた。道具化の完成には、人間である自覚を持ち、手渡すことで完了としたいのだ。

元気を見つける道は自由

元気を創発していくには、自分の運動に条件を持たないこと。気の働きで指導する人にはこれのみが与えられる。生きているというだけで、どんな人にも道具が揃っている。それゆえ、指導者はなけなしで、毎日を過ごしている。両手を空けて、すってんてんの丸腰である。教示を願ってやってきても、手渡せるものは、おやつぐらいのものである。

相手が悲しんでいるなら、その悲しみを使う。相手が悩んでいるなら、その悩みを使う。相手が無知なら、その無知を使う。相手の機嫌がよければ、何もいらない。常に、空っぽで虚の状態から、やってくる道具たち全てを元気につなぐ、生きた方法へ変えていく。それが、ただただ愉しい。

気の移り変わりに道順する

生命の働きの応答を気の働きかけとして聴くように、整体操法の技術の道具は点として現れているので、この呼びかけた相手の道具に、適切に合わせていく。適切の加減をつくるのは、正座という姿勢だ。点を押さえる位置は、調律点の可動性と、虚の速度。適切に返すまでは基礎を使い、その後、元気がやってくるのを待つ。盆栽の成長並みの年数を待たねば、変わらないこともある。そのため、整体操法の技術の体得は十年経過である。桃栗三年柿八年、実りは、確かにある日、現れる。

もしかしたら収穫の時期として、教える、教えられる関係がある日、発生するのかもしれない。

感情を壊す

長年の働きにより、感情の表出が不自由になっている場合、こちらから感情を与えて壊す方法がある。元気を探して共に旅に出てみたら、案外、相互作用の果ては苦手で終わることもある。文字通り、苦い関係だ。しかし離れてみれば、苦々しいその思いこそ、一心に一つのことに苦心する本気が裏に隠れていたりもする。人間の働きは不思議だ。そして、存外苦心した相手ほど、記憶の中では笑っていたりして、何とも複雑な心持ちである。野生動物の巣立ちのようなもので、生命は力強い。互いの元気によって抵抗を使えるほど勢いがある生き方、そんな方々から学んでいる。

感覚の分散と過敏

ふれようとするだけで、泣く子どもがいる。感覚器にとらわれて、なかなか思考運動がまとまらない、そんな相談もある。人間になる以前、生きるに厳しい環境であれば、動物としての勘で生き延びるしかない。言葉をかけても聴こうとしなかったり、感覚自体を萎縮させたまま、無反応を覚える人もいる。すなわち、植物化してやり過ごすのだ。感覚を使わないで生きようとすれば、言葉から離れて、意識は内側へと向かっていく。基礎ではたどり着けない関係性では、正座も操法も捨てる。こちらから訪問などして、相手との距離を変えてゆく。どんなものに反応するのかわからない対象の場合、環境にアプローチする方法へと変えてゆく。おびえ、などは温度を使う。環境が人を人間にする術《すべ》を発見したら、教育方法も変わるのではないだろうか。

思考運動と常識

成程《なるほど》、は思考運動で体を使う人の言葉である。首の生えたところから全て動かせると感じている。理路整然を道として生きている人々にとって、理不尽な出来事や機能、合理に合わない行動は、劣っている、とつい感じてしまう。差別、偏見は自由だ。線を引く側の問題である。意もなく識もなく、気で働く生命活動は無常識に調和を感じている。

理路整然の影には、強固なプライドや、腰椎の硬化からくる不決定（腰が抜けている）

が見え隠れする。地面から遠い思考運動は、常に世界を見下ろしている。その景色ばかり追いかけ、空想する。高学歴と呼ばれる、頭脳運動の反射を訓練してきた人たちの不調の相談も増えてきた。どんな訓練も鈍くなる。それが、女性に増えていることに驚いている。

思考運動は性を変える

優劣の基準は時代で自由に変わってしまうのに、思考に感情を持ち込んで、苦悩している女性が訴える内容は一様に、なぜできる自分が認められないのか、この一点である。

本来の女性性は、善悪や好悪に左右されない、現実を見つめる真剣さだ。しかし、頭脳運動の訓練によって、すっかりその足腰が奪われ、何も手渡したくない、利害損得で人をみる人間を作り出してしまった。家事運動の仕組みを思い出してほしい。適当な味付けの計算など、思考では成り立たない。世界中の健康な女性、彼女たちの生理感覚の更新によって、子どもは健康に発育し、手仕事で体の満足はほとんど発揮できていたはずだった。それが、職業による偏りで変わってしまった。

女性性の運動が、健康的で素直に働き発揮できる環境、それは思考運動だけでは成り立たない。体の生理に合わせた、環境づくりを優先とした働き方を願ってやまない。

沈黙の中に応えはいつも

寒い冬の朝、窓を開け、目を閉じて、鳥たちの声を聞く。遠くの高速道路を走る車の音、登校中の子どもたちの笑い声、まっすぐな冷気にふれ、あっという間に体から熱が抜けていく。

感覚を一つにまとめる動作。ゆっくり呼吸を観察し、ぼんやりと鼓動の音を聴く。感覚、感情、思考、それぞれの運動の体感覚を一つにまとめていく。すると、直観が現れてくる。

直観は即時的にわかる反応だ。夕刻の海や、早朝の霧の中、急に降り出した雷雨、気候など、莫大な運動が体の中を通過したとき、直観は明確だ。体が完全に開いていて、誰もいなくなる。気の体は、そこにいないことを喜びと感じる体だ。

平凡にかえる

六歳の頃から数年間、独り飛行機に乗って、帰省していた。荷物と子どもだけ里帰りとして、先に実家へ送るのだ。それは当時ジュニアパイロットと呼ばれて、添乗員の方に、とても優しくしてもらった。

その空の上で、入道雲を見た。ときには雲の中へ入っていくこともあり、その体験は忘れられない。

雲上はただ、光がある世界だ。はてなく、光しかない。空想でなく、妄想でなく、光に包まれることは、その当時の私にとって、安心しかなかった。

今でも、移動の電車や車の中では、私がいなくなるときがあり、安心を呼び覚ます。大きなものに運ばれることの安心感。意識の外にいるときの普通。平凡とは何だろうか。

無事というけれど

もっと、ぜったい、とても、ちゃんと、きちんと、まだまだ。言葉による運動の制約は自分に厳しい。しかし、下にやってくる動詞について、はじめから不行動を決めての言動なのだ。

なんにも起きないのは、なんにも起こさない、自分の不行動のおかげであり、それは無事とは異なる。気の稽古を始めると、行動、即結果の体感不足に対して、動詞を出発点に課題をお願いしていく。こともなげにおこなえる、それが本来の無事である。こともなげに生きているのが生き物なのだが、運動の失調状態から抜け出すには、行動結果を拾って歩く、下半身の動力が必要だ。無事、が自然におこなえた頃の人間の「どうかご無事で」の祈りは、平気になる、平凡になることから運動しなくては、今では見えてこなくなった。

人は人の言うことを聞かない。それが自然である。聞いていなかった人が、聞いていなかったことに気づく。また、聞こうとしなかったことに気づく。そこから、人は人として成長していく。不変を求めて生きていく人に出会ったら、無伝であれ。無伝があれば、成長は奪われることなく、平気となっていく。

平凡な日常は戻るところではない

平和が常でないように、平凡は日常的に起きている運動なのである。電車が時間通りにきて、コンビニは二十四時間ひらいていた。生活習慣のリズムを支えていた平凡は、あっけなく消失する。この二年間、並大抵でないことが起きた。災害のような体感を伴わない生活習慣のリズム喪失は、体にとって受け入れがたい。結果、たず行為を始める人と、ひく行為を始める人が出た。現状維持のために、もっと、と行動することと、離れようと行動すること。どちらにもおいても、基礎体力が試された。リズムを失ったとき、動く方へ動く。これが気の働き方だ。流れる方向を感じて、意識的に流されていく。みずからを種としたならば、風に運んでもらうのだ。その体力だけ用意しておく。

ナマケモノ、の泳ぐ姿を思い出す。背中に苔《こけ》が生えるほど、普段は不動の動物だが、何らかのきっかけで移動を余儀《よぎ》なくされたとき、大きな川の激流へゆっくりと入っていく。こちらからは、ただ流されていて、溺れているようにしか見えない。しかし、必ず、流れ着く。その姿にたいへん感動した。大河にカラダをゆだねることができるか、どうか。

光の方向に動かされて

常識の失われた環境で、体感覚のみ作動して生活していると、欲求より大切なものが何か、見えてくるのではないだろうか。流れ着いてみたら、思い込みの空間はそれほど現実とは違っていなかった。社会の働きかけの声は命令形から依頼へと変わり、協力と参加へと、現在は半分祈りのような、より鎮静を願う運動へと変わりつつある。本当に働かせなくてはならないものは何か、が見えてくるのではないだろうか。

小さくて儚い、しかしものすごい可能性を秘めている。その生命活動の強さをこんな形で体感できるとは思ってはいなかった。生命の働きの尊厳を受け取ることしか、人間にはできないのだ。

人間性の回復

面白いこと、愉しいことはあっという間に伝わる。幼いときの遊びのように、繰り返し繰り返し、増幅しては波のように増えていく。子どもが笑う、笑っている子どもを観て、笑う。滑稽でもユーモアでも、おかしさは拡大してゆく運動だ。すっかり緩み切ったとき、体は心地よさを満足へとつなげている。

道程は人間になること。それのみである。人間になるとは、思いやりを持つことである。整体指導者は、共に元気をみつけ、見つけた元気から人間性を問う。人間性を回復する過程に思いやりを発見できたら、それが新しい人間の発見なのだ。思いやりを持つ人間が現れたとき、道理が動き始める。

私自身、人間性の回復のみで、この年齢まできてしまった。その回復も常に平凡とはゆかない。しかし、人でなしや無知、未熟を自分の中に見つけたときと同様、回復の先に見える光に包まれた感覚は鮮烈で、直観が知性からなること、全てが「生きたい光の方向」を指し示していること、その実感に揺るぎがないことに希望を感じている。

常に誰かと歩んでいる

独りであった働きから、常に誰かと共に生きている感覚へ。道程で起き得る出来事は、自分から始まらない。他者からの働きかけから起こることを、受け取っては返す、そのやりとりの連続だ。常に誰かのことを想う。そのとき自分はどこにもいない。想う相手への願いや要望、それが自分を変えてゆく。変わっていく自分の中に新しい人間を見つけるのも愉しい。

未成年は、自分のことでいっぱいである。未熟な者は、成熟を相手に求める。独り立つ者は、共に立つ者を探し始める。大人になると、どのような人間が現れるのか。

道を道とする何かが道程にあるなら、右を見ても左を見ても、共に誰かと歩んでいる感覚なのだ。後ろに人はなく、前にも人はいない。はるか彼方に、入道雲だけが、こちらをみている。

指導と操法

例えると、道具を使った効果を体感し、それを実践するまでが操法だ。自分自身の道具の在処《ありどころ》を共に探しに出かけるのが指導である。共に旅に出るのだから、準備が重要である。しかも、指導者は常に、多くの誰かと共に歩んでいる。どちらにおいても、整体にふれて、ふれあうことの体感が何かのきっかけを生み、関係性から行動が変わっていけば、それでいい。

指導者への思い込みも大いに存在する。敷居という言葉を使いながら、権威という力の概念の虜となっている人もいる。劣等感も優越感も人間になる手前の意欲なのだが、気張る相手は実のところ自分自身なのだ。しかし、その気張りさえも、元気にはつながる。もし指導者に出会いたいと願えば、きっと出会えるだろう。独り、自分の中の指導者を探す旅に出てもいい。

過去の失敗を観察してみる

反省は、省みることであって、何らかの調整をおこなう行為だ。失敗の観察は、今このときも失敗し続けている自分の観察なので、事象として受け取る。感情的なところ、間違えたところ、一つ一つ記憶の想起をおこなっては、拡大して細部をのぞく。観察の事例として、「鍵の忘れ方」をお伝えする。その思い出し方で、どのような間違いが体に起きたか、興味深かったため、例として残しておく。

訪問指導の終了後、目の疲労を感じたので公園のベンチに座り、水鳥が泳ぐ池をぼんやりと眺めていた。右手にはテイクアウトのコーヒーが暖かい。一口飲んだところで左手をポッケにいれる。その違和感。そこから、急速な不安に襲われた。集中し切った後の体はゆっくり弛緩していくのだが、虚がやってきたのだ。右手はそのままに、左手で鍵を探す。そこから立ち上がり、自分がどこにいるかを確認したくなった。目を閉じ、触覚で思い出そうと試みると、とても遠くにある、と感じた。そこで、探すことをやめ、そのまま帰りの電車に乗る。吊り革につかまり、移動中は景色を眺めながら、自宅の鍵すべてをかけていること、鍵はスペアがないこと、業者にあけてもらう費用など、思考がどんどん進んでいく。

思考速度が上がったとき、今度は体の力が抜けていると感じた。「自宅にいたかった自分」に気づいたのだ。その日は自宅にいたかった。自分はそれを無視し、他者の働きを優先して出かけてしまった。そこで初めて、反省が起こる。感情が起きて、波打つように、悲しさが現れた。悲しみとは自分を責める行為である。悲しい心持ちのまま、バスに乗った。景色が全てぶれて見える。ようやく、自宅前までを歩いた。鍵をかけて出かけた動作を省みながら、「鍵をかけて、鍵穴から抜くこと」を忘れている（！）ことにそのとき気づく。玄関前でのことだ。はたして、玄関のドアノブにたらりと鍵は刺さったまま。そのままだった。そして、鍵はかかっていた。

体の言い分は、「気が抜けなかった」であった。

動作の追跡、事実に近づくこと

プロセスはやり直しが何度でもきく。なくしたり、忘れたりすることは、集中する体の働きを抑止する力が現れたことを示す。自分の運動動作を言語化する重要性はここにある。骨盤開閉の速度は、人それぞれである。記憶の運動もまた、それとの連動が常に起きている。気、とは運動エネルギーが見えなくとも、働こうとするその先に現れてくる現象である。

感覚を言語化して置いておけば、一動作を思い出すことは、何も不思議な出来事ではない。どのようにして、そのように働くのか。そこは道理、体理にまかせよう。感覚の言語化をプロセスとして聴いていけば、同じ話題のように感じられても、プロセスが進む。リズムが変わったり、対話が終わった後に体が緩み、その変化は、追いかけることが永遠にできる。

事実は多様な角度から、一致を見つけることができる。事実で言語を使えば使うほど、言語は精緻にきめ細やかに行き届き、思い込みや概念の言葉を体から解体し、払拭していく。

荒野を歩いて、井戸を見つける

整体の出発は、マイナスからだ。自分の体ひとつ、他に何もない。どころか、体の弱い、子どもが始めた活動であった。夢も希望も絶たれた後の、震災の荒野に偶然生まれた木の芽かもしれない。やがて整体操法が形作られた後も、物質的な価値や生産は、手仕事や人間の運動動作を巻き込んで消費されていった。消費とは、食べ尽くす運動である。とうとう、心まで消費の対象となった。

自分の手のひらを観察してみよう。乾いているのか、硬いのか、暖かいのか、冷たいのか。「たなごころ」といって、手のひらの中央のくぼみは心と連動している。目を閉じて、親指の腹でそこをしっかり押さえ、鼓動を感じてみる。そこには、井戸がある。深い深い、奥底は、心の源泉とつながっている。

整体活動が始まって、百年が経った。木の芽は幾度かの焼け野原を生き延び、大木となったが、その後きれいに消費され、今は、ねどこにたっぷりの湧き水をたたえた井戸があるのみだ。

心の乾きを知らなくては、渇望も新しい夢や希望も生まれては、来ない。人は、人間にならなくては、ならない。今も、心の荒野は続いている。

指で学ぶ、骨が応える

命としての礼、その働きかけに応え続けることが礼を思いやりへと導く。無知の無自覚が無礼となるように、おこない手としてやりとりを続けていけば、無知、無自覚、無礼が関係性を壊す行為であることにも、失敗から気づくだろう。

おこない手の体から、指導者の体への自覚は十二年前に現れ、おこない手であったときの操法技術は忘れていった。今でも、おこない手として学んでいる方に「それでよいのか」と切り込まれることもあるが、よけることなく、よいのでないのかしら？　と応えている。技術から離れて、よかった、と実感している。素直にそういえる、自分がいる。

今では背骨にふれると、指が「こんにちは」と骨に声をかけている。すると、椎骨の一つ一つが、こちらをしっかり見つめて、こんにちは、と伝えてくれる。持ち主もそっちのけのおしゃべりが始まることもある。対話できる体があって、その先に心の健康があるのではないだろうか。

心の健康

近代から現代において、病と藝術は密接に支え合っていた。たくさんの戦争による破壊はそのまま、情動的な人間の心を全て、追い詰められた動物的な反射の体へと変えてしまった。なお困ったことに、傷ついた記憶の回復は、世代を経過していかない限り、健康へは届かない。不安や病的な表現が受容され、怒りや悲しみ、歪みやケレン味が嗜好され、消費されていた。

独り、絵を描いていた私は、どこにもない出口を探して、日本の画家たちの作品を見ては落胆していた。また、同年代で表現に悩む友人たちも、その方向を当然と感じていたのではないだろうか。つい最近、記憶を呼び起こして訪ねてみた。四十年前、ラファエロの母子像を鑑賞する機会を得た十歳の頃の私は、このような微笑みを描きたい、と感じていたのだ。母親の慈愛、子どもながらに光を思い出した。

そして三年ほど前、アンリ・カルティエの写真集を長年通う喫茶店で見つけ、ゆっくり、冒頭ページをめくると現れた文章が重なった。「絵画は、瞑想。写真は、行動」。

幼い私は宗教画家になりたかった、と、初めて気づいたときだった。

観察者は健康である

画家の運動行為が瞑想そのものであるとすると、体を整え、集中の先の光を筆で追いかける行為は、光と自分に区別がないところまで旅立ってしまう。影や闇をなぞることなく、光の指す方向をみている。整体指導者も同様に、体の元気に向かう方向としての光を観察している。快活で陽気で、いきいきとした明るい場所に、常に感覚が集まってしまうのだ。

美と健康は矛盾しない。自然な調和に美が現れる。滑稽で伝えても、それが笑わせる技術であっては何もならない。愉しくて自然に笑顔や微笑みが現れ、その後の余韻によって、充足のある体が健康を呼ぶのだ。

瞑想（観察運動）を続けていた自分に気がついてから、五十年が経つことになった。もし、光をじっと見つめる子どもがいたら、そのままそっと、しておいてほしい。カーテン越しのゆらめきは、乳児にとって栄養でもある。ぼんやりと指を眺める仕草にも、光の反射は優しく瞳に届いている。

調律点

呼びかけが伝わりやすい処。
頭に七つ、手に七つ、足に五つ、お腹に五つ、ある、らしい処。
裏にも五つ、みつかる、らしい処。

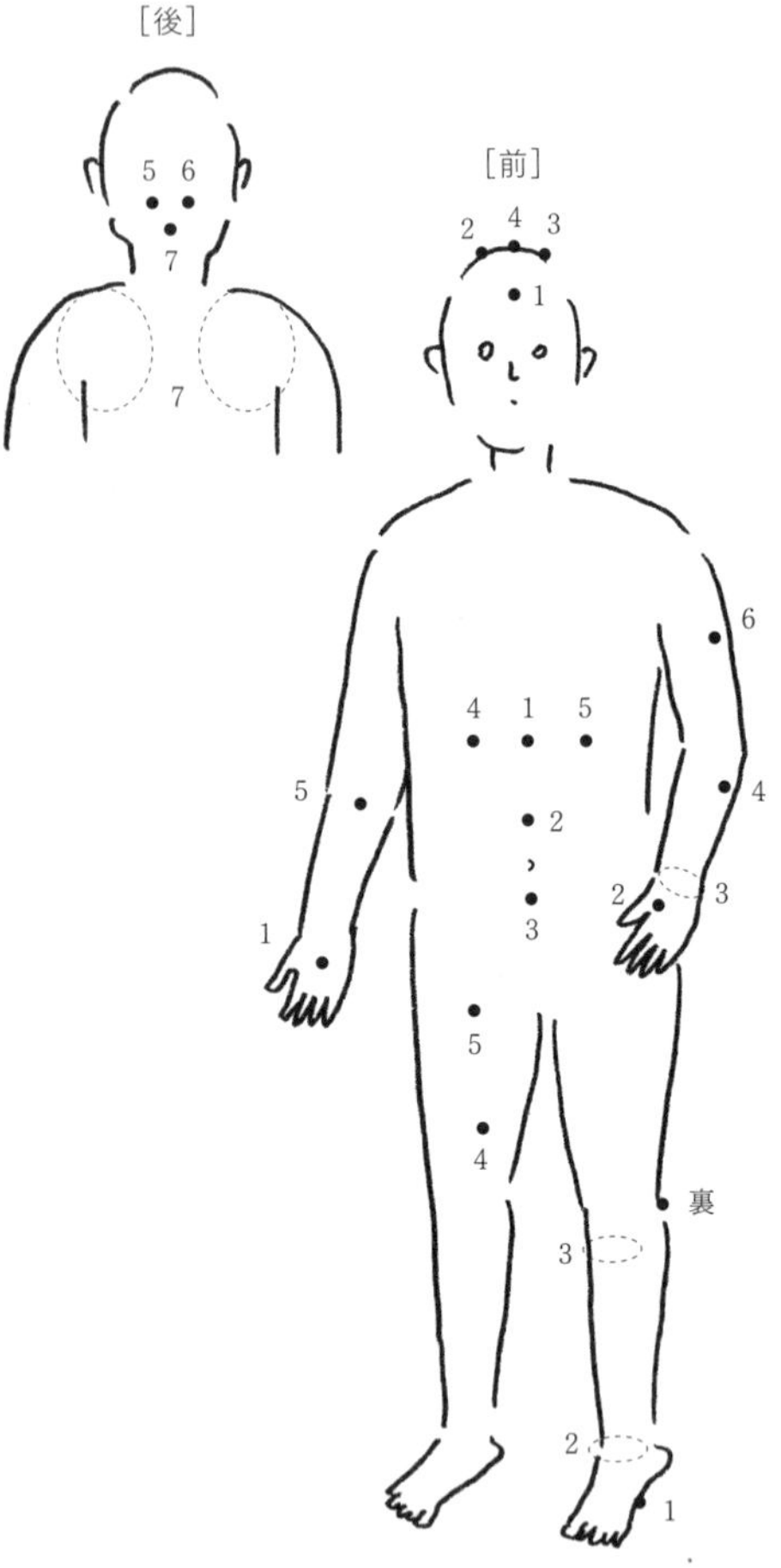

背骨の方々

意志で話しかけると、応えてくれます。

頸椎　七人

胸椎　十二人

腰椎　五人

仙椎　小さい人五人

尾骨　二、三人

［ある女性の椎骨の方々］

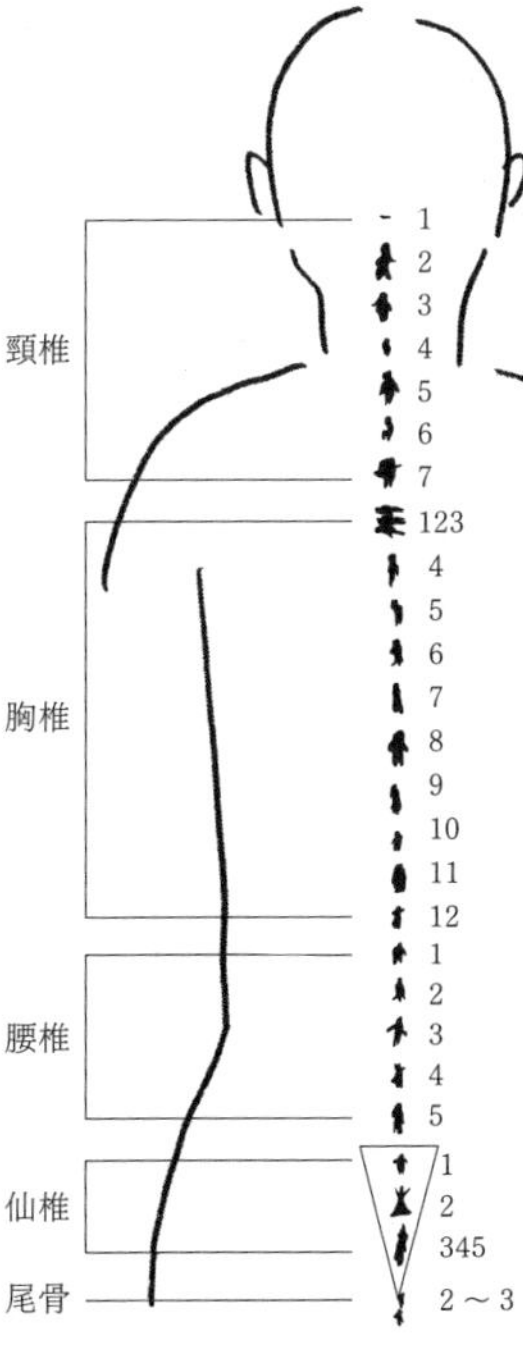

※ただし、人間の場合。他の生き物は伝え方が異なります。

● 付録　二　体の用意と時期について

整体を学ぶには、体の用意と準備が必要です。
道具としての活用を伝える面として、記しておきます。

道程　旅に出るには

〈用意するもの〉

①旅に出るので、誰かにそのことを伝えましょう。
②どこへ行きたいのか、何をしたいのか、を考えましょう。
③一人旅、二人旅、たくさんの人との旅、自分に合っているか、考えましょう。
④持っていきたいものはありますか。
⑤探したいものはありますか。
⑥いつでも、帰って来れる場所はありますか。

〈時期について〉

①長い旅、短い旅、わからない旅。

②暑いとき、寒いとき、季節できめる。

③健康かどうか、体力があるかどうか、出かけられるかを学ぶところからはじめましょう。

以上

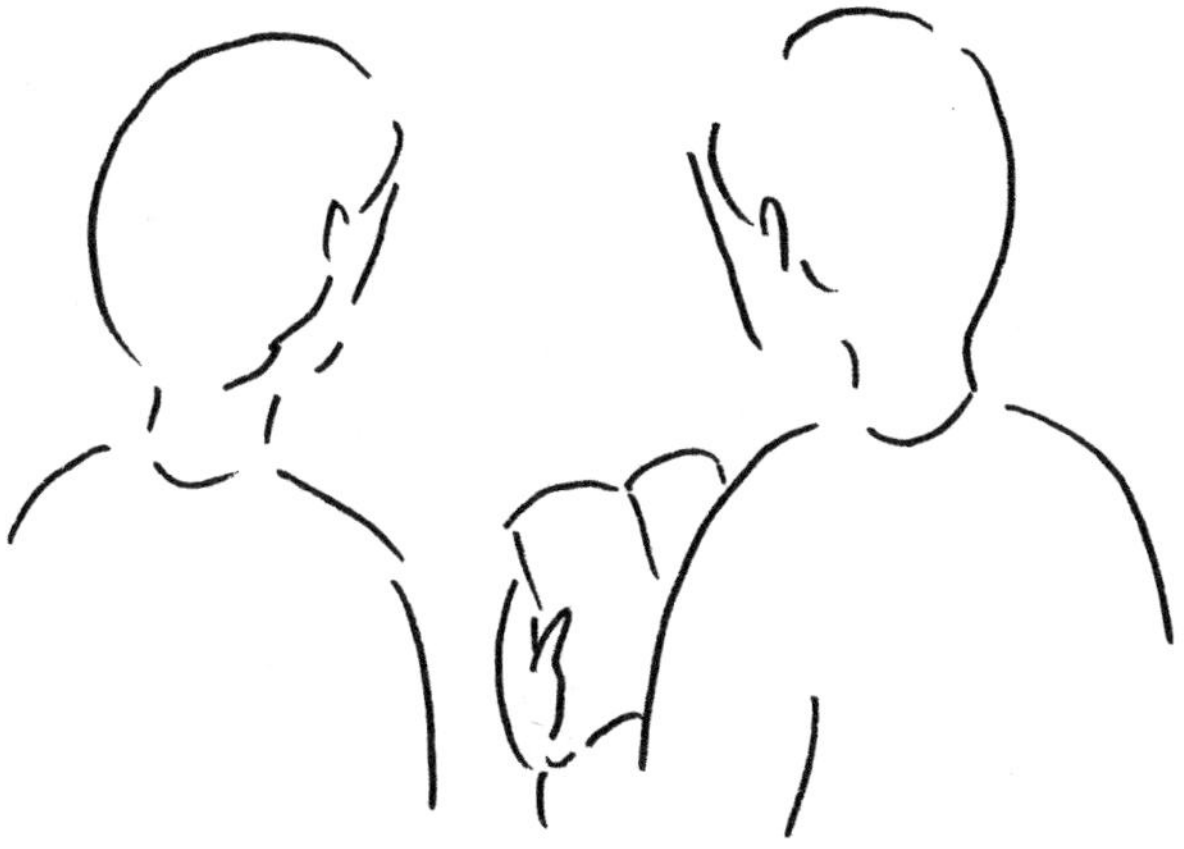

これといった確信もなしに、書き置くことはないのだけれど、十分体の中に蓄積としてある、その重みが道順を記すきっかけとなった。出してみてすっきりするかと思いきや、その後も体の方々から主張するものあり、その声ごとにお伝えするに至っている。手順がどうしてそう成り立っているか、完成があるものには見えにくい部分が大きい。道程でお伝えしたことは、何かしらの体の運動法則が、必ず帰結して実《み》になる過程でもある。

その手順の面白さは、やはり美と連動しており、そこに感動もある。整体操法を残す目的は、ない。誰かと共に学んでいる関係性が健康につながり、美につながっていること。その事実を記録するのみである。

索引

〈『整体覚書　道程』を読み終えた方に〉

川﨑智子　整体覚書　道順

みずからの体調不良をきっかけに野口整体と出会い、指導活動を続けてきた川﨑智子が、独学で整体を学びはじめた最初の三年間の経験と体感を書き綴る。独り、自立することではじまる整体のなりたちから、技術の道具化まで。心と体に自分で取り組みたい人へ説く、独りで整体を学ぶ技術。

川﨑智子・鶴崎いづみ　整体対話読本　ある

整体指導者・川﨑智子からの呼びかけをもとに始まった二人の対話は、すっかり元気をなくしていた聞き手である鶴崎の目から鱗をボトボト落とし、身も心もグラグラとゆさぶり柔らかく解きほぐしていった。整体の元祖といわれる野口整体の方法をとおして世界の奥ゆきと元気になるヒントを模索する、三年間の対話の記録。整体の入門書としても。

川﨑智子・鶴崎いづみ・江頭尚子　整体対話読本　お金の話

経済主義国・日本において芸術活動に従事する女性たちが、日ごろ抱えるお金にまつわる悩みごとを、整体指導者・川﨑智子に問いかける。2014年の座談会から始まり、コロナ禍をとおして継続された七年におよぶ対話の記録。こり固まったお金の価値観を〈芸術≒整体〉の視点から心身ともにときほぐす、全くあたらしいお金の本。

川﨑智子・鶴崎いづみ　体操をつくる

オルタナティブスペース「路地と人」で開催されたワークショップ全12回の記録。参加者が持ち寄った体の悩みから整体の視点を交えてオリジナルの体操をつくる過程と、体にまつわるこぼれ話を収録。

岡倉天心　茶の本

日露戦役直後、1906年に出た文明論の名著。ボストン美術館の東洋部門を司る著者が英文で世に問うた三部作の最後をかざる。古典の風格と親しみやすさが同居する、美術史家・宮川寅雄の翻訳。

*

［近刊］

川﨑智子

『整体覚書　道理』

『整体覚書　道訓』